AF461530

MANUEL
DU MICROSCOPE
A L'USAGE DU DÉBUTANT

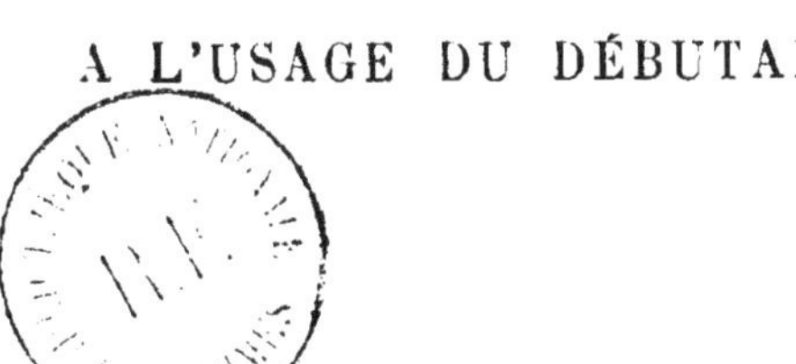

OUVRAGES DU MÊME AUTEUR

L'Appareil urinaire chez l'adulte et chez le vieillard. — Étude anatomique, histologique et physiologique. Paris, 1894.

Extraction d'un corps étranger du vitrium, avec conservation presque complète de l'acuité visuelle. *(Revue Internationale de Médecine et de Chirurgie pratiques)* 1895.

Des affections phlycténulaires de l'œil. — Conjonctivite. Kératite. Kérato-conjonctivite. Leur fréquence, leur gravité, leur traitement. (Extrait du *Bulletin de la Société de Thérapeutique*). — Paris, Mars 1895.

De l'importance de l'examen des yeux dans la pathologie générale. (*Bulletin Général de Thérapeutique*). — Septembre 1895.

Du lait. — Lait bouilli et lait cru. Lait stérilisé et lait pasteurisé. Lait maternisé. Falsifications du lait. (*Société de l'hygiène de l'enfance*). 1896.

Du vésicatoire cantharidé.—Dangers et inconvénients. Précautions à prendre pour les éviter. (Extrait du *Bulletin Général de Thérapeutique*). 1896.

SAINT-DENIS. — IMPRIMERIE H. BOUILLANT, 20, RUE DE PARIS

MANUEL
DU
MICROSCOPE
A L'USAGE DU DÉBUTANT

PAR

Le Docteur **ALBERT MIQUET**

MEMBRE DE LA SOCIÉTÉ DE THÉRAPEUTIQUE, DE LA SOCIÉTÉ DE MÉDECINE
ET DE CHIRURGIE PRATIQUES
DE LA SOCIÉTÉ D'HYGIÈNE DE L'ENFANCE.

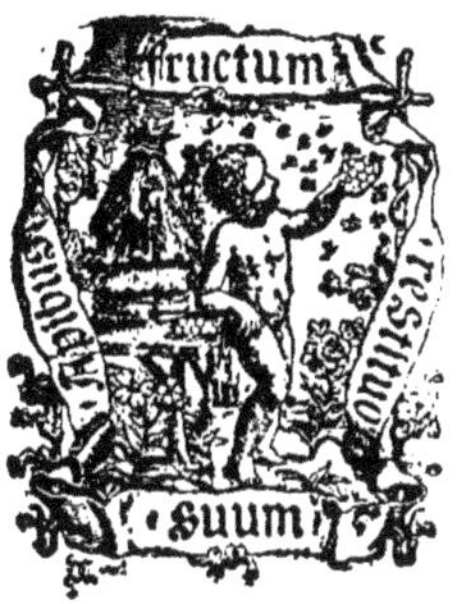

PARIS
SOCIÉTÉ D'ÉDITIONS SCIENTIFIQUES
PLACE DE L'ÉCOLE DE MÉDECINE
4, rue Antoine-Dubois, 4

1897

PRÉFACE

Aujourd'hui que tout docteur en médecine doit connaître l'histologie normale et pathologique, la bactériologie, savoir examiner à l'aide du microscope les crachats, le sang, le pus, pratiquer la numération des globules du sang, il est important de savoir se servir du microscope.

Mais avant de vouloir se servir d'un instrument quelconque, et *à fortiori* d'un instrument aussi délicat et aussi complexe que le microscope, il est utile, je dirai même indispensable, de bien connaître la structure de l'instrument, le rôle que jouent les différentes pièces qui le composent, la façon de choisir et d'essayer le microscope lorsqu'on l'achète, la façon de s'en servir lorsqu'on le possède et enfin les soins qu'il faut prendre pour éviter qu'il ne se détériore.

C'est pourquoi nous avons cru faire œuvre utile en publiant cette monographie du microscope.

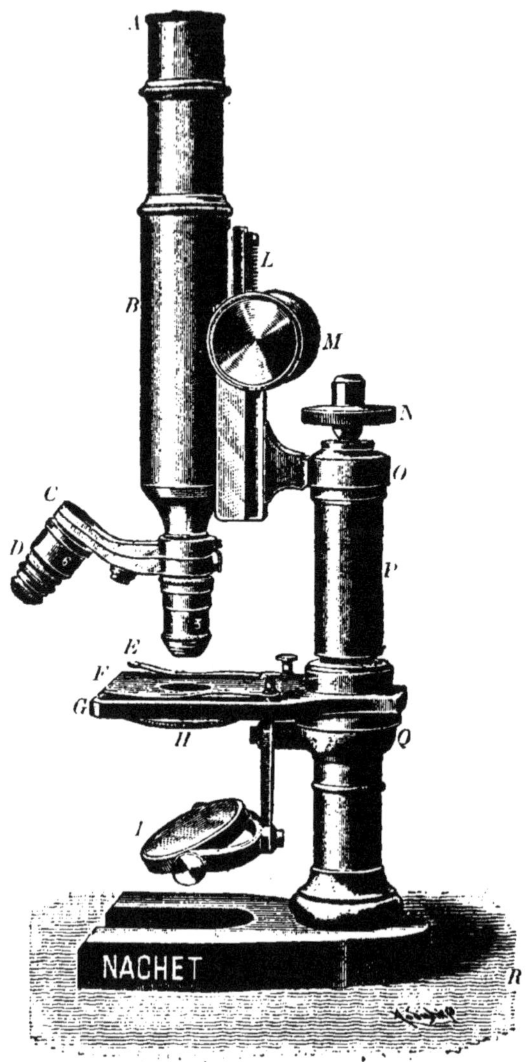

Fig. 1.

A. Oculaire. — *B*. Double tube creux. — *C*. Revolver porte-objectifs. *D*. Objectif. — *E*. Chevalet. — *F*. Ouverture circulaire de la platine. — *G*. Platine. — *H*. Diaphragme. — *I*. Miroir réflecteur. — *L*. Crémaillère. — *M*. Pignon de la crémaillère. — *N*. Vis micrométrique. — *O*. Collier. — *P*. Colonne. — *Q*. Dans les pieds à articulation, ici se trouve l'articulation. — *R*. Pied.

Les figures nos 1, 2, 3, 4, 5, 14 et 15 sont dues à l'obligeance de M. Nachet.

MANUEL

DU

MICROSCOPE

A L'USAGE DU DÉBUTANT

CHAPITRE PREMIER

DU MICROSCOPE

L'étudiant qui commence à se servir du microscope, le praticien qui ne s'en sert que dans un but exclusivement clinique, et non pour faire des recherches longues, patientes, laborieuses et savantes, n'ont pas besoin d'acheter tous les accessoires du microscope qui coûtent très cher et dont ils ne se serviraient pas.

Nous ne traiterons dans ce chapitre, que ce que doit connaître toute personne qui veut utiliser intelligemment le microscope.

Le microscope composé a été inventé vers 1590, par Hans Janssen et son fils Zacharias, lunetiers à Middelbourg (1), qui offrirent les premiers micro-

(1) Middelbourg — ville de 16,000 habitants, chef-lieu de la Zélande, province de Hollande presque entièrement composée d'îles et située à l'embouchure de la Meuse.

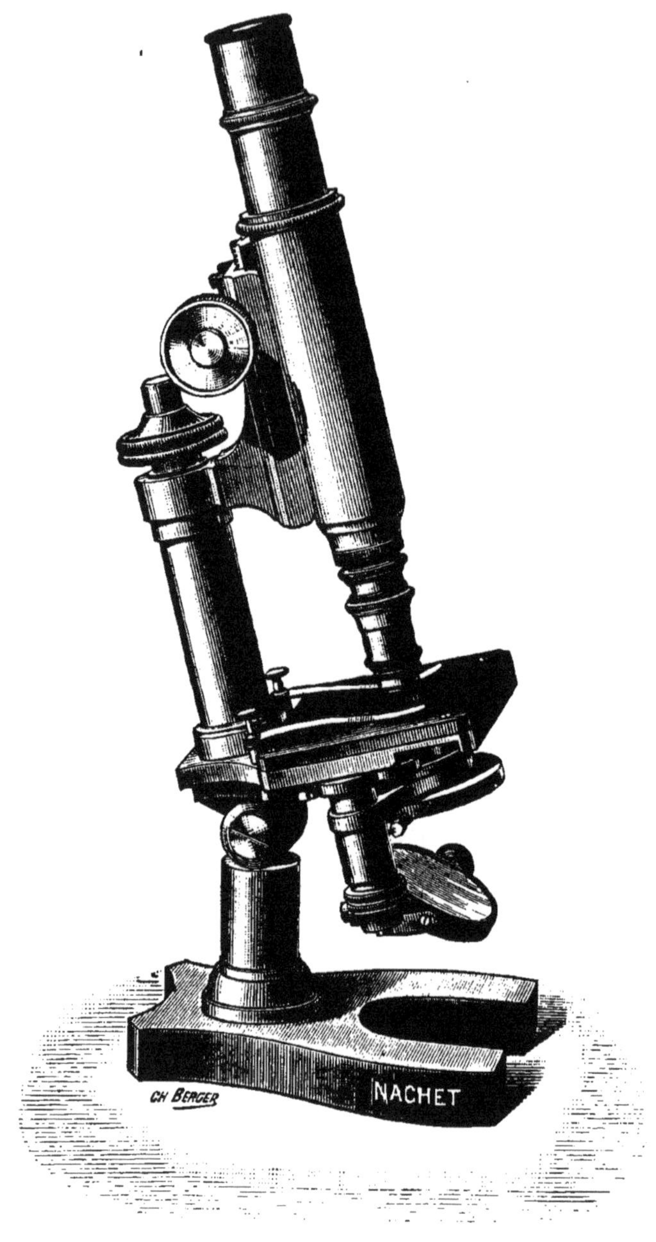

Fig. 2.

scopes construits par eux, au prince Maurice, gouverneur de Belgique, et à l'archiduc Albert d'Autriche.

Étymologie : μικρος, petit ; σκοπεω, j'examine.

Le mot microscope désigne dans son acception la plus générale « un instrument d'optique, permettant d'examiner à une distance rapprochée de petits objets, dont l'image est amplifiée au moyen d'une ou de plusieurs lentilles, et facilitant l'observation de détails impossibles à étudier à l'œil nu. » A. Hénocque.

On peut définir le microscope composé un instrument qui grossit l'image des objets et en révèle à l'observateur la structure la plus intime.

« Les instruments grossissants, dit Mergier, sont des systèmes dioptriques centrés destinés à nous donner d'un objet situé à une distance variable à volonté, une image rétinienne plus grande que celle que fournirait l'objet placé au punctum proximum (1).

« Si l'image rétinienne est droite (2) après interposition de l'instrument, l'appareil constitue une loupe.

« Si elle est renversée, l'instrument a reçu le nom de microscope. »

Le microscope se compose essentiellement de deux parties :

1° *Une partie mécanique* ;

2° *Une partie optique*.

(1) Le punctum proximum est le point le plus rapproché de la vision distincte, sans que l'accommodation intervienne. (15 centimètres pour un œil emmétrope).

(2) Image droite. C'est une image qui reste dans le même sens que l'objet.

PARTIE MÉCANIQUE

La partie mécanique varie plus ou moins avec les différents fabricants. Nous prendrons comme type de notre description un microscope pour histologie, moyen modèle (1).

C'est ce modèle que nous conseillons aux jeunes étudiants et aux praticiens qui désirent un instrument d'un prix modéré, facile à manier et suffisant cependant pour leur permettre d'examiner des coupes de tumeur, de faire la recherche des bacilles de Koch et des gonocoques, la numération des globules du sang, d'étudier les cheveux atteints de pelade, de favus, etc.....

Le microscope comprend au point de vue mécanique :

1° **PIED**. — Un pied large en cuivre massif auquel on ajoute souvent un lest de plomb; ce pied doit être solide et stable, parce qu'il doit faire contrepoids au reste de l'instrument dans toutes ses positions et dans toutes ses inclinaisons.

2° **COLONNE DU MICROSCOPE ET ARTICULATION**. — Sur ce pied, s'élève une colonne dans

(1) Il y a trois modèles : grand, moyen, petit. Chaque constructeur fabrique généralement ces trois modèles.

les microscopes grand et moyen modèles, cette colonne est réunie au pied par une articulation.

Cette articulation a pour objet de permettre l'inclinaison de l'instrument. Dans le petit modèle, il n'y a pas d'articulation.

Cette colonne est composée de deux parties : l'une extérieure, creuse, l'autre intérieure pleine.

3° **VIS MICROMÉTRIQUE.** — La partie creuse est munie d'une vis qui permet de faire remonter ou descendre très lentement le tube.

C'est ce qu'on appelle la vis micrométrique (1).

4° **PLATINE.** — Cette colonne porte à sa partie inférieure une plaque destinée à recevoir les objets et appelée platine.

Cette platine est ordinairement formée d'une lame de cuivre carrée, noircie et dépolie sur ses deux faces, percée en son centre d'une ouverture circulaire à bords très nets, destinée à laisser passer la lumière.

5° **CHEVALETS** (2). — Cette plaque est percée de deux trous à sa partie postérieure pour recevoir deux lames de laiton, dites chevalets, qui servent à fixer la préparation (3).

Fig. 3. — Microscope grand modèle à chariot mobile pour déplacer la préparation dans tous les sens avec

(1) Nous l'étudierons en détail à propos des micromètres.

(2) On dit aussi Valets.

(3) Il y a des microscopes, dans lesquels cette platine est rendue mobile autour de son centre ; elle est dite alors *platine à tourbillon*. Cette disposition n'offre pas d'avantages sérieux.

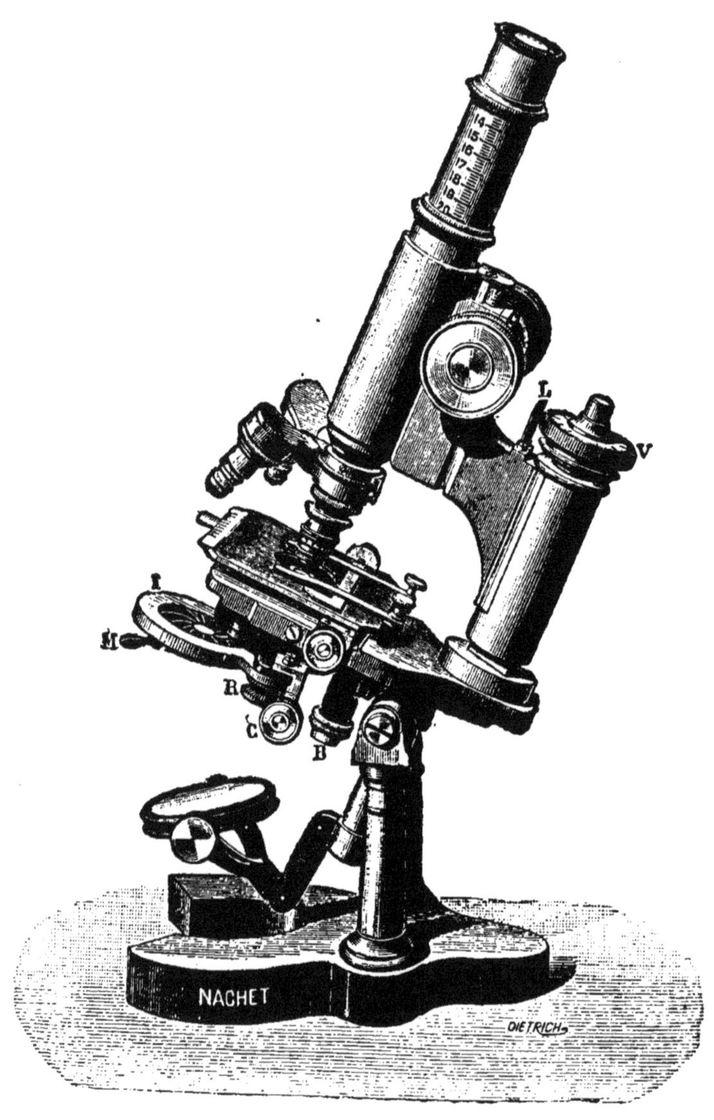

Fig. 3

divisions de repérage pour retrouver ultérieurement un point quelconque de l'objet étudié.

La mise au point des objectifs s'opère par la crémaillère et par la vis dont la tête *V* est divisée pour apprécier l'épaisseur des objets.

Les objectifs sont montés sur un revolver, ce qui permet d'opérer rapidement le changement du grossissement.

L'éclairage est constitué par un système de condensateur placé sous l'objet constituant un faisceau lumineux à grande ouverture. Cet appareil optique peut se mouvoir verticalement, s'écarter ou se rapprocher de l'objet au moyen de la vis *B*. Un diaphragme d'ouverture variable *I*, à forme d'iris, dont l'ouverture est modifiée par la tige *M*, peut s'écarter de l'axe au moyen d'une roue dentée *R* actionnée par le bouton *C* de façon à faire passer le faisceau de lumière fourni par le miroir, soit par le centre, soit par la périphérie du condensateur.

Tout l'appareil est solidement fixé sur un axe horizontal monté sur deux colonnes pour incliner le microscope et le tenir immobile dans toutes les positions.

6° COLLIER — TUBE DU MICROSCOPE — CRÉMAILLÈRE. — La colonne du microscope porte à sa partie supérieure un collier, dans lequel s'engage un double tube creux, dont l'axe correspond exactement à l'axe de l'ouverture centrale de la platine

Le tube externe porte sur son bord postérieur

une crémaillère munie d'un bouton qui sert à la faire mouvoir.

C'est cette crémaillère qui permet les mouvements rapides du microscope. Le tube interne, mesurant 3 centimètres environ de diamètre et 20 à 30 centimètres de longueur, noirci intérieurement au noir de fumée, afin d'éviter la réflexion des rayons lumineux qui tombent sur les parois, glisse dans le tube externe à frottement doux.

7° **OBJECTIF — REVOLVER PORTE-OBJECTIFS — OCULAIRE.** — Ce tube offre à l'extrémité inférieure un pas de vis sur lequel on visse l'objectif.

L'objectif est une monture, un petit cône en laiton qui porte le jeu des lentilles du système objectif.

L'extrémité supérieure du tube reçoit l'oculaire.

Pour éviter de visser et de dévisser fréquemment les objectifs, ce qui use le pas de vis, cause une grande perte de temps pour l'examen de la préparation sous les différents grossissements, amène parfois, par des manœuvres maladroites, des accidents aux objectifs (1), (tout au moins ces manœuvres salissent toujours les objectifs), les constructeurs de microscopes ont inventé une monture spéciale, dite *revolver porte-objectifs,* qui peut recevoir deux ou trois objectifs de puissance différente.

Ce revolver porte-objectifs s'adapte à l'extrémité inférieure du corps du microscope.

(1) Les objectifs constituent la partie fondamentale du microscope.

Avec cet instrument, on peut examiner une préparation avec tous les grossissements successifs sans rien dévisser.

8° **MIROIR** (1). — Au-dessous de la platine est fixé un miroir plan sur l'une de ses faces, concave sur l'autre, mobile dans tous les sens; le centre de ce miroir répond au centre du trou de la platine.

Ce miroir a pour objet de recueillir les rayons lumineux et de les transmettre à travers la préparation.

Dans les recherches anatomiques, on utilise presque exclusivement l'éclairage par transparence (2).

Le foyer (3) du miroir doit se produire un peu au-dessus du niveau de la préparation.

9° **DIAPHRAGME.** — Il faut que le microscope soit bien éclairé; mais une lumière trop vive peut être parfois un défaut, parce qu'elle empêche de saisir les détails de la préparation.

On y remédie à l'aide de diaphragmes.

Les diaphragmes sont des instruments placés au-dessous de la platine pour régulariser une lumière trop vive.

(1) On nomme miroir, toute surface polie, de forme géométrique, destinée à produire par réflexion les images des objets. Les miroirs sont plans ou courbes.

(2) L'éclairage direct obtenu au moyen d'une loupe qui s'articule sur le corps du microscope, n'est employé que pour de faibles grossissements et pour l'examen des objets opaques.

(3) On nomme foyer, en physique, le point où se réunissent les rayons lumineux réfléchis par un miroir ou réfractés par une lentille.

Un diaphragme est constitué par une plaque métal-

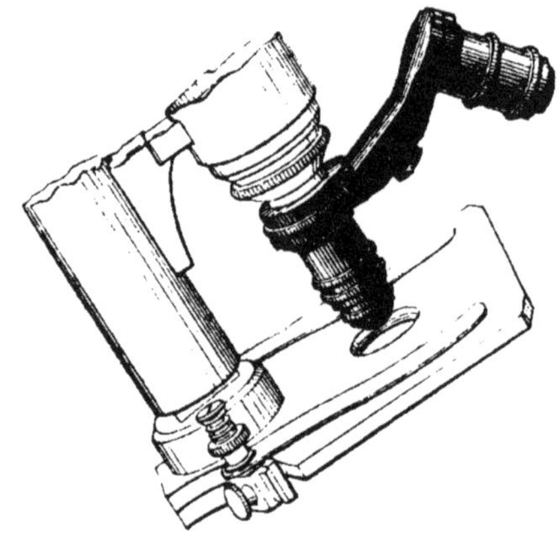

Fig. 4.

lique circulaire, percée de trous de différentes gran-

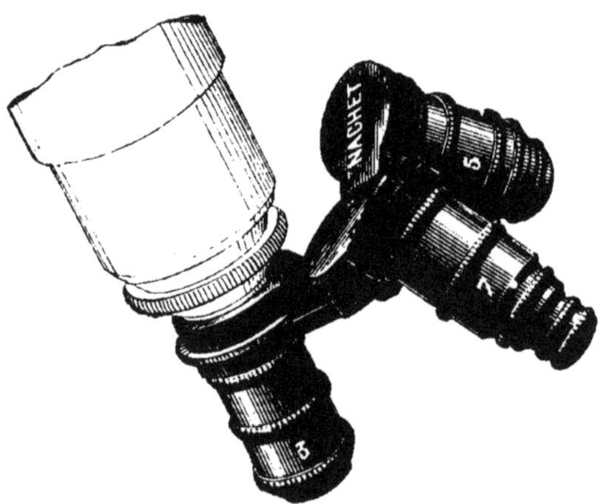

Fig. 5. — Revolver porte-objectifs.

deurs et mobile sur un axe fixé au-dessous de la

platine, de façon que chacun des trous puisse être amené au centre de l'ouverture de la platine (1).

Les trous doivent avoir des bords très nets et leur diamètre varie suivant le grossissement employé ou suivant l'intensité de la lumière.

(1) Il y a des diaphragmes à ouverture variable : c'est ce qu'on appelle diaphragme-iris.

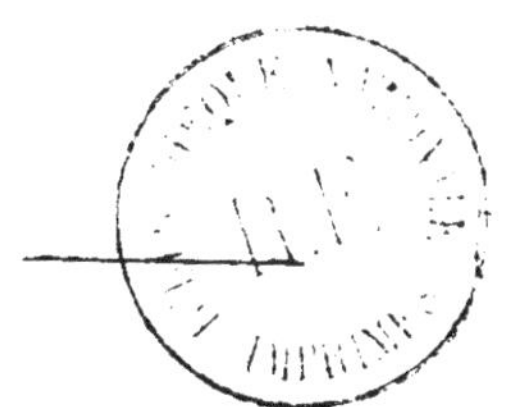

CHAPITRE II

PARTIE OPTIQUE

La seconde partie qui concourt à la formation du microscope est la partie optique. Elle est constituée par le système objectif et par le système oculaire.

Il est important, indispensable même, de bien connaître ces deux systèmes optiques pour comprendre le rôle de l'objectif et de l'oculaire. On peut dire que l'objectif est à lui seul tout le microscope, qu'il en

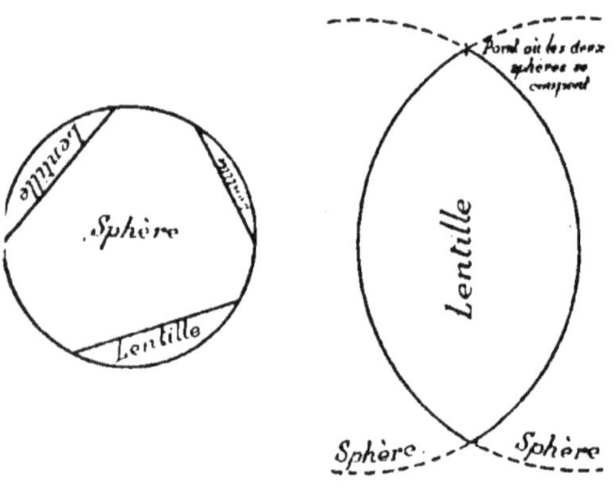

Fig. 6.

constitue la partie essentielle et qu'il en est la pièce la plus coûteuse.

Chacun des deux systemes, objectif et oculaire, se

composé lui-même de plusieurs lentilles (1) fixées dans la même monture.

Tous les rayons lumineux émanés de l'objet sont recueillis par l'objectif qui en forme une image réelle (2), amplifiée et renversée dans un plan situé entre lui et l'oculaire.

On donne le nom d'objectif à cette partie du microscope, parce qu'elle est en rapport avec l'objet.

L'oculaire agrandit l'image donnée par l'objectif, en fait une image virtuelle (3), de même sens que celle de l'objectif, (donc renversée par rapport à l'objet) et la transmet à l'œil.

C'est la partie optique qui se place à l'extrémité supérieure du tube sur lequel s'applique l'œil de l'observateur; d'où le nom d'oculaire qu'on lui a donné.

D'après ce qui précède, on voit qu'il est impossible de bien comprendre le rôle de l'objectif et de l'oculaire dans le microscope, si l'on ne se rappelle pas les principes suivants :

(1) Une lentille est une masse réfringente, un milieu transparent, terminé au moins par une surface courbe. Toutes les lentilles sont des sections de sphère ou des sphères qui se coupent. (*Fig.* 6).

(2) Une image réelle, en optique, est une image ayant une existence effective, formée par les rayons lumineux eux-mêmes, qui, bien qu'aérienne, peut, d'une distance convenable, être vue soit à l'œil nu, soit à la loupe, et qu'on peut recueillir sur un écran.

(3) C'est une image telle, que l'objet qui est situé devant le miroir convexe ou la lentille convexe par exemple, paraît être situé derrière le miroir convexe dans le lieu où se réuniraient les rayons de l'objet s'ils étaient prolongés; c'est-à-dire au centre de la sphère dont le miroir représente un segment.

1° Tout rayon lumineux qui passe d'un milieu plus réfringent (1) dans un milieu qui l'est moins subit une déviation ou vice versa.

2° Tout rayon lumineux qui traverse un milieu diaphane (2), terminé par des faces planes inclinées l'une sur l'autre, ce qui en optique, n'est autre chose qu'un prisme, est toujours plus ou moins dévié de sa direction première.

A. — Si le prisme est plus réfringent que l'air, on voit que les rayons lumineux sont déviés vers la base du prisme et si l'on place l'œil sur le trajet des rayons émergents, on voit que les objets regardés à travers un prisme paraissent déviés vers le sommet.

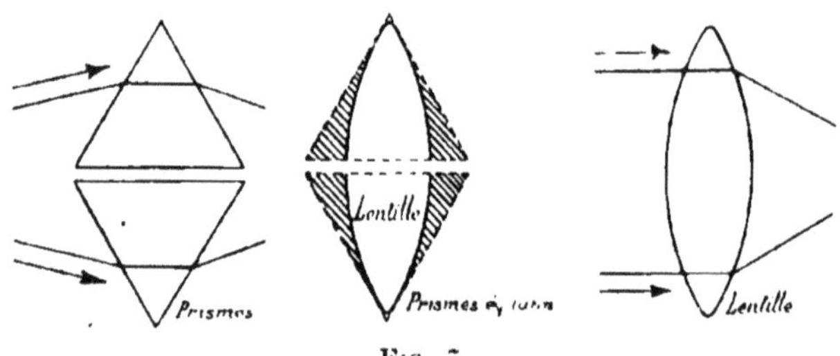

Fig. 7.

B. — Si le prisme est moins réfringent que le milieu ambiant, on obtient des résultats inverses.

(1) Un milieu réfringent est un milieu qui possède la propriété de déterminer une réfraction de la lumière, c'est-à-dire de produire le phénomène suivant : les rayons lumineux obliques par rapport à ces corps éprouvent une action particulière, en vertu de laquelle ils subissent un changement de direction et se trouvent brisés à l'endroit où ils pénètrent.

(2) διά φαίνειν, briller à travers, — on nomme corps diaphane tout corps qui laisse passer la lumière et apercevoir la forme des objets à travers sa substance.

3o Toutes les lentilles convergentes ou positives, (lentilles biconvexe, plan-convexe, ménisque convergent), plus épaisses au centre que sur les bords, jouissent de la propriété d'augmenter la convergence des rayons lumineux (1).

A. — Tout objet placé au delà du foyer d'une lentille convergente, à une grande distance de cette lentille, donne de l'autre côté de la lentille, au delà du second foyer, une image réelle, renversée, plus petite que l'objet (*fig. 8*).

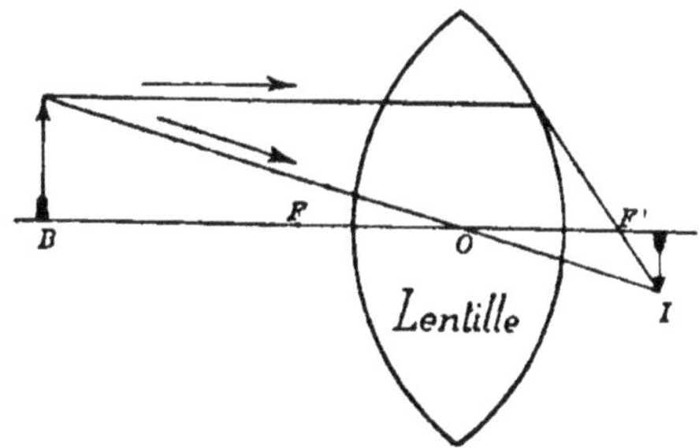

Fig. 8. — Schéma.

(Dans chaque figure, les flèches indiquent la marche des rayons lumineux).

B. Objet. — *O*. Centre optique. — *I*. Image réelle de l'objet. — *F*. Foyer principal. — *F'*. Foyer conjugué.

B. — Plus l'objet s'éloigne, plus l'image se rapproche du foyer principal.

C. — Si l'objet est à l'infini, l'image se fait au foyer principal (2).

D. — Si l'objet est au foyer principal, les rayons

(1) Une telle lentille n'est autre chose que deux prismes égaux et semblables, opposés par leur base, dont les arêtes ont été taillées. (*Fig. 7*).

(2) Pratiquement, il n'y a pas d'image.

deviennent parallèles à l'axe principal et il n'y a pas d'image.

a. — Plus l'objet se rapproche du foyer de la lentille, plus l'image correspondante s'éloigne du second foyer principal. C'est une image réelle, renversée, plus

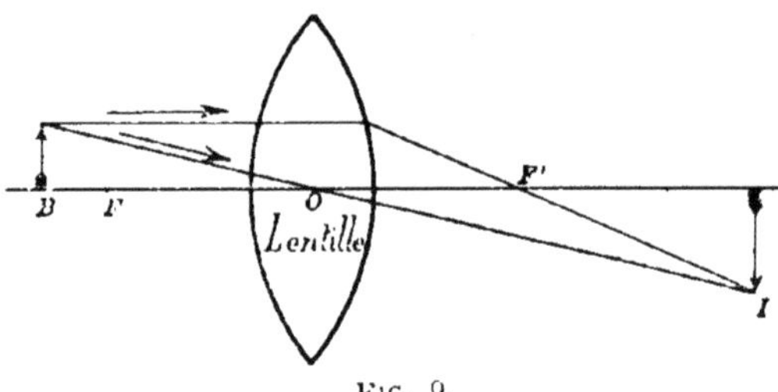

Fig. 9.

B. Objet. — *O.* Centre optique. — *I.* Image réelle de l'objet. — *F.* Foyer principal. — *F'.* Foyer conjugué.

grande que l'objet, à partir du moment où l'objet se trouve à une distance inférieure du double de la longueur focale (*fig. 9*).

b. — Si l'objet est placé entre le foyer et la lentille, on a une image virtuelle, droite et amplifiée, située

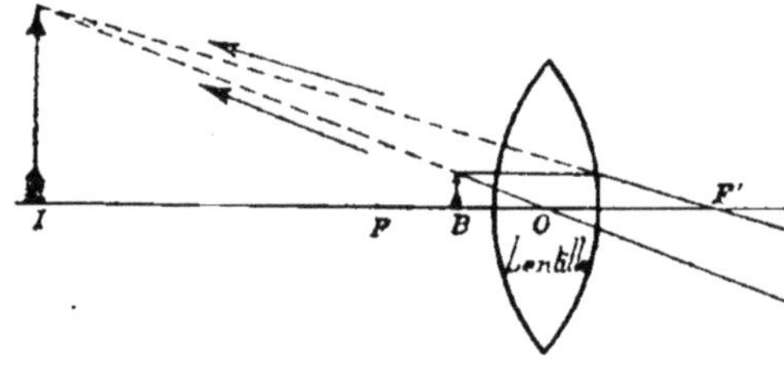

Fig. 10.

B. Objet. — *O.* Centre optique. — *I.* Image virtuelle de l'objet. *F.* Foyer principal.

du même côté de la lentille que l'objet et d'autant plus éloignée que l'objet est plus près du foyer (*fig. 10*).

Appliquons ces données au microscope composé, et nous aurons :

1° Une image (I) agrandie de l'objet, image réelle et renversée, formée par l'objectif, image qui nous dévoile la structure intime de l'objet et d'autant meilleure qu'elle est plus détaillée et plus nette.

2° Cette image réelle, qu'on pourrait par conséquent recevoir sur un écran, est reprise purement et simplement par l'oculaire qui l'amplifie et la rend plus facile à étudier (II).

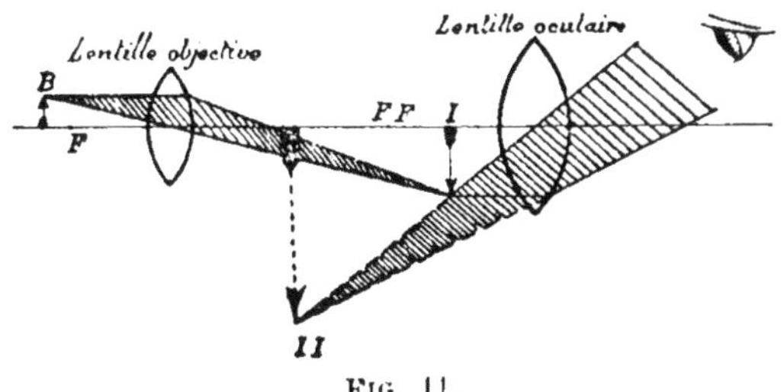

FIG. 11.

B. Objet placé au delà de *F* foyer principal de la lentille objective. — L'image de l'objet se fait en *I*. C'est une image réelle.

Elle se trouve entre le foyer principal *FF* de la lentille oculaire et la lentille oculaire.

Comme c'est une image réelle, elle est reprojetée, agrandie par la lentille oculaire, en *II*.

L'oculaire n'a donc fait qu'agrandir l'image fournie par l'objectif.

L'oculaire n'est qu'une loupe.

Se servir de l'oculaire, c'est examiner à la loupe l'image amplifiée de l'objectif. Si donc l'image donnée par l'objectif est nette, cette image amplifiée par l'oculaire sera nette. Si elle est confuse, l'oculaire ne nous montrera qu'une image confuse.

Il résulte encore de cette étude, que l'image de l'objet vu au microscope composé, est renversée, puisque l'image donnée par l'objectif est renversée et que l'oculaire ne fait qu'agrandir cette image (*fig. 11*).

On peut encore tirer de l'étude précédente la conclusion suivante :

Le grossissement fourni par l'objectif est le seul utile. Le grossissement donné par l'oculaire ne fait que rendre l'image objective plus facile à étudier, en écartant les détails les uns des autres.

Le grossissement total du microscope composé est donc donné par la multiplication du grossissement objectif par le grossissement oculaire.

Nous venons de voir sur quels principes repose la construction d'un microscope composé.

Mais, réduit à ces parties, un microscope composé présente des défauts :

1° Le champ de l'instrument est peu étendu.

2° Les aberrations de sphéricité (1), de réfrangi-

(1) L'aberration de sphéricité est la diffusion des rayons lumineux réfractés, qui rencontrent l'axe principal de la lentille en des points d'autant plus voisins de celle-ci que l'incidence a lieu plus près du bord : le foyer, au lieu d'être un point, représente une surface lumineuse.

Dans l'œil, l'aberration de sphéricité est partiellement corrigée :

1° par l'iris, qui arrête les rayons les plus fortement réfractés ;

2° par la courbure ellipsoïde de la cornée, qui diminue la déviation des rayons les plus éloignés de l'axe ;

3° par le cristallin, qui agit dans le même sens, ses couches ayant un pouvoir réfringent qui diminue du centre à la circonférence.

bilité (1) y font sentir leurs effets perturbateurs sur la pureté des images.

On est arrivé à diminuer ces défauts, en modifiant légèrement la construction de l'instrument.

Dans l'aberration de sphéricité, les rayons qui tombent sur les parties périphériques de l'objectif sont réfractés plus fortement que les rayons centraux, d'où une image réelle, qui, au lieu d'être plane comme l'objet, offre une courbure dont la convexité regarde l'observateur.

De son côté, l'oculaire agit dans le même sens et l'image virtuelle est encore plus bombée.

Dans l'aberration chromatique, (aberration de réfrangibilité), le contour de l'image est bordé d'un liseré coloré.

On réduit ces imperfections à leur minimum en ajoutant au microscope une troisième lentille convergente qu'on place entre l'objectif et l'oculaire, avant le lieu de formation de l'image réelle donnée par l'objectif (2).

(1) L'aberration de réfrangibilité est la diffusion des divers rayons colorés qui composent un faisceau de lumière blanche concentré par une lentille, et qui, doués d'une inégale réfrangibilité, forment leur foyer sur des points différents de l'axe principal.

On peut définir l'aberration de réfrangibilité ou aberration chromatique, le défaut de netteté résultant de la dispersion des rayons.

L'œil est dans les mêmes conditions qu'un corps réfringent et ce chromatisme explique la fatigue qu'on éprouve quand on veut voir nettement et à la fois plusieurs objets de couleur différente.

(2) Elle a pour but de rapprocher de l'axe les rayons lumineux ayant traversé l'objectif.

Cette nouvelle lentille augmente la convergence des rayons lumineux et, par conséquent, rapproche de l'objectif l'image réelle et la rend plus petite.

Cette lentille, appelée lentille de champ ou lentille collective, diminue un peu le grossissement, mais elle augmente le champ (1) de l'instrument et accroît la clarté de l'image virtuelle.

Elle corrige aussi dans une certaine mesure les aberrations de réfrangibilité et elle est redevable de cet effet à l'action « qu'elle exerce sur les rayons réfractés, action qui consiste à diminuer l'obliquité des rayons (*fig. 12*). »

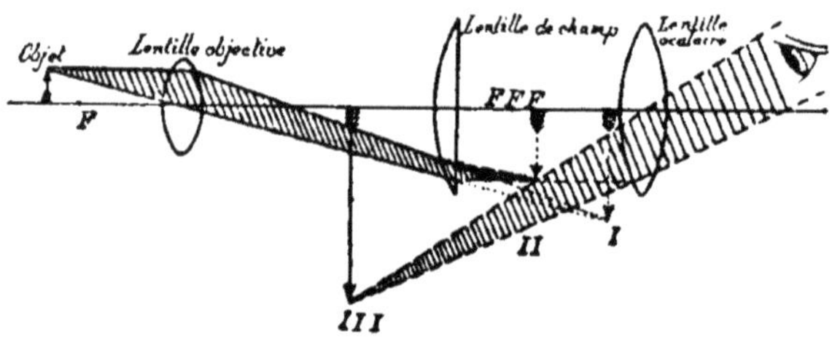

Fig. 12.

I. Image réelle de la figure 6, défectueuse.
II. Image réelle plus petite, mais corrigée par la lentille de champ.
III. Image agrandie par l'oculaire.

Nota : En physique, « pour achromatiser une lentille, étant donnée une lentille convergente, on y associe une lentille divergente faite d'une substance possédant un plus grand pouvoir dispersif. La courbure des faces de la lentille divergente pourra être telle que l'intervalle des foyers extrêmes soit égal à celui de la première lentille, mais évidemment disposé en sens inverse. »

(1) C'est l'espace limité par les rayons lumineux extrêmes.

Pour réaliser cette condition, la lentille divergente doit avoir un pouvoir réfringent moindre que celui de la lentille positive, puisqu'elle a un pouvoir dispersif plus grand.

Les deux lentilles conserveront donc un certain degré de pouvoir convergent et l'aberration chromatique aura disparu.

« Les dispersions partielles ne sont pas proportionnelles aux dispersions totales. » Il ne s'ensuit pas, par exemple, de ce qu'on aura fait superposer l'orangé et le bleu, que les autres couleurs sont aussi fusionnées.

D'une manière générale, il faut associer autant de lentilles qu'il y a de couleurs à achromatiser.

Dans la pratique, on se borne à deux lentilles, qu'on achromatise pour les rayons orangés et bleus.

Les opticiens, en général, font la lentille convergente en crown-glass (1) et la lentille divergente en flint-glass (2).

Les deux lentilles, une fois amenées au degré de courbure convenable pour constituer un système achromatique, sont accolées l'une à l'autre à l'aide

(1) Crown-glass (de l'anglais crown, couronne, et glass, verre). C'est un composé de :

62.80 de silice,
12.50 de chaux,
22. » de potasse,
2.60 d'alumine.

(2) Flint-glass est un composé de :

38.20 de silice,
43.50 d'oxyde de plomb.
11.17 de potasse,
2 » d'alumine.

d'un peu de baume de Canada (1), dont l'indice (2) de réfraction est intermédiaire entre ceux du flint et du crown-glass.

C'est par ce moyen qu'on évite la perte de lumière qu'occasionnerait sans cela la réflexion des rayons sur les faces intérieures des lentilles.

Le diaphragme, dont nous avons parlé en décrivant la partie mécanique du microscope, sert à diminuer l'aberration de sphéricité et aussi l'aberration de réfrangibilité, en arrêtant les rayons marginaux.

OBJECTIFS

A présent que nous connaissons les principes de physique sur lesquels repose la partie optique du microscope, nous pouvons entreprendre l'étude de l'objectif et de l'oculaire.

Trois lentilles entrent ordinairement dans la composition de l'objectif.

(1) Baume du Canada. Terme impropre, car on appelle baume les substances résineuses qui contiennent de l'acide benzoïque.

Nous dirons donc térébenthine du Canada. Elle est produite par l'abies balsamea, (Miller). Elle est liquide, se dessèche à l'air en deux ou trois jours et a une odeur suave.

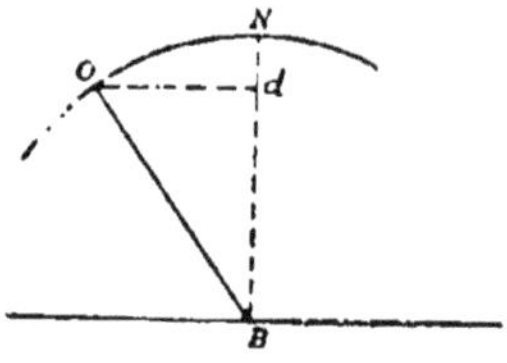

Fig. 13.

(2) L'indice de réfraction d'une substance est le nombre qui indique le rapport constant qui existe entre le sinus de l'angle d'incidence et le sinus de l'angle de réfraction, pour un rayon lumineux passant de l'air (indice relatif) ou du vide (indice absolu) dans la substance donnée :

Le sinus est la perpendiculaire *O d* menée de l'extrémité d'un arc *N O* à un rayon *B N* passant à l'autre extrémité *k* de cet arc. (*Fig. 13*).

Ces trois lentilles sont plan-convexes, soigneusement achromatisées et rapprochées les unes des autres.

Elles constituent un système convergent aplanétique et achromatique (1), d'une puissance qui peut atteindre des valeurs considérables, 30 à 500 dioptries et plus (2).

On appelle face frontale de l'objectif, l'extrémité de l'objectif qui regarde l'objet (3). Cette lentille plan-convexe frontale, a sa face plane tournée en dehors.

On donne le nom de distance frontale à la distance qui sépare la face frontale objective de l'objet, lorsque l'instrument est au point (4).

La puissance des objectifs varie avec les verres qu'ils contiennent. Leur puissance est indiquée sur la monture tantôt par des chiffres, tantôt par des lettres (5).

Cette notation est arbitraire et n'indique que la puissance relative des objectifs d'un même fabricant.

Aussi doit-on désigner toujours les objectifs par la

(1) Un système convergent aplanétique et achromatique est un système dont on a corrigé les aberrations de sphéricité et de réfrangibilité.

(2) La dioptrie est l'unité qu'on emploie dans la mensuration de la puissance des lentilles. C'est la puissance d'une lentille qui a 1 mètre de distance focale. (Monoyer).

(3) On compare la face frontale « au front d'une face dont l'œil serait la lentille. »

(4) La mise au point, c'est la recherche de l'image de l'objet.

(5) Nachet marque la puissance des objectifs en chiffres arabes. Zeiss l'indique par des lettres. Le chiffre le plus faible correspond à l'objectif le moins puissant.

longueur de leur foyer ou distance focale (1) soit en pouces anglais, si on prend le pouce anglais pour unité, soit en dioptries, en y joignant l'indication de l'angle d'ouverture.

La puissance de l'objectif augmente avec la diminution de la distance focale et frontale et l'augmentation de l'angle d'ouverture (2).

Plus l'objectif sera puissant, plus il sera proche de l'objet et c'est en cherchant la mise au point avec des objectifs forts que les débutants cassent lames et lamelles.

L'objectif idéal serait celui qui comprendrait les rayons horizontaux qui émanent de l'objet; mais alors la face frontale de l'objectif et l'objet ne feraient plus qu'un, ils se confondraient; il n'y aurait plus de distance frontale.

Nous verrons plus loin par quel artifice on y est arrivé.

Avec les objectifs à sec, l'angle d'ouverture le plus considérable qu'on puisse atteindre, ne dépasse pas 170°, d'après Fabre-Domergue.

Les préparations microscopiques sont recouvertes

(1) La distance focale est la distance qui existe entre le centre optique de l'objectif et l'objet. Ne pas confondre avec distance frontale.

(2) L'angle d'ouverture d'un objectif est l'angle formé par les deux rayons extrêmes émanant d'un point de l'objet et recueillis par l'objectif.

Plus la distance focale est grande, par conséquent, plus la lentille frontale est éloignée de l'objet, et plus l'angle d'ouverture est aigu.

d'une lamelle (1), aussi les constructeurs corrigent-ils les objectifs à monture fixe par des couvre-objet d'une épaisseur moyenne de 0.1 à 0.15 de millimètre (2).

OCULAIRES

L'oculaire est constitué par la lentille de champ et par l'oculaire proprement dit. Ces deux lentilles sont plan-convexes et achromatiques.

Elles ont un rôle absolument différent, comme nous l'avons vu plus haut, mais la confusion vient de ce que la lentille oculaire et la lentille de champ sont

(1) La lamelle qui recouvre la préparation modifie la marche des rayons lumineux.

En effet, il est démontré en physique que tout rayon lumineux qui traverse obliquement un milieu à faces parallèles, (et c'est le cas, puisque le miroir concave du microscope a formé un faisceau lumineux dont le sommet est un peu au-dessus de la lamelle), éprouve un déplacement latéral, mais il émerge parallèlement à lui-même, sans subir de déviation angulaire.

(2) Pour remédier à cette influence de l'épaisseur des couvre-objet sur la netteté des images, l'on a construit les objectifs à correction.

Dans ces objectifs, un mécanisme permet d'opérer entre les lentilles une légère variation de distance qui produit la correction de l'image.

Ce mouvement est obtenu au moyen d'une bague mobile extérieure qu'il suffit de faire tourner. Cette bague, qui peut faire un tour complet, porte des divisions se déplaçant devant un index. Ces divisions sont arbitraires, car il faut tenir compte non seulement de l'épaisseur variable des lamelles, mais encore du « milieu » dans lequel est montée la préparation. L'observateur, avec un peu d'habitude, arrive à apprécier le nombre de crans dont il faut tourner la bague pour avoir la meilleure correction des images.

montées aux deux extrémités d'un même tube métallique de 5 à 8 centimètres de longueur. Ce tube se place à l'extrémité supérieure du corps du microscope, dans lequel il s'engage à frottement doux.

Les constructeurs fabriquent les oculaires en séries dont le grossissement augmente suivant un rapport constant exprimé par les chiffres 1, 2, 3, etc...

CHAPITRE III

ACCESSOIRES DU MICROSCOPE

Dans ce chapitre, nous nous adressons à ceux qui savent déjà ou qui ont étudié avec soin les chapitres précédents.

Nous ne conseillons pas au praticien d'acheter tous les accessoires que nous allons énumérer ; tous ces instruments coûtent cher et il n'en aurait que faire.

Ceux qui voudront faire quelques recherches un peu délicates (je m'adresse aux étudiants travailleurs), ceux que les études microscopiques intéressent, feront bien, quand ils sauront se servir du microscope (et si leurs économies le leur permettent), d'acheter les accessoires dont l'étude fera l'objet de ce chapitre.

OBJECTIF A IMMERSION

Nous avons vu précédemment que plus l'angle d'ouverture augmente, plus la distance frontale diminue et plus l'objectif est puissant.

Pour obtenir le maximum de puissance objective, on a recours à un artifice.

Nous savons que les rayons lumineux, avant d'arriver à l'objectif, subissent plusieurs réfractions successives : d'abord à travers la lamelle couvre-objet (1re déviation), puis nouvelle réfraction en sortant de nouveau dans l'air (2e déviation).

Il en résulte une perte de lumière assez considérable.

Or nous avons vu plus haut :

1° Tout rayon lumineux qui tombe obliquement sur un milieu à faces parallèles, éprouve un déplacement latéral, mais il émerge parallèlement à lui-même, sans subir de déviation angulaire.

2° Tout rayon lumineux passant d'un milieu réfringent dans un autre, se réfracte à nouveau et se brise d'autant plus que les deux milieux offrent une réfringence plus différente.

Dans les objectifs à immersion, on a réduit au minimum la déviation des rayons, en substituant à la couche d'air placée entre la lamelle et l'objectif, une couche d'eau, ou d'huile (huile de cèdre, par exemple), de glycérine, dont les indices de réfraction se rapprochent de celui du verre.

Le manuel opératoire est très simple : On dépose, à l'aide d'une baguette de verre, une goutte d'eau distillée, sur la lamelle couvre-objet; d'autre part on dépose une autre goutte d'eau sur la lentille frontale de l'objectif, et l'on abaisse lentement le tube du microscope jusqu'à ce que les deux gouttes se réunissent en une seule.

Il en résulte que les rayons lumineux ne subissent

plus de réfractions brusques comme avec les objectifs ordinaires : le faisceau lumineux est plus concentré et la quantité de lumière utilisée est beaucoup plus considérable (1).

CONDENSATEUR OU CONCENTRATEUR

Pour les recherches ordinaires, l'éclairage au moyen du miroir corrigé par les diaphragmes est suffisant.

Mais pour pouvoir utiliser réellement les objectifs à grand angle, il est indispensable d'adjoindre au microscope un condensateur.

L'éclairage condensateur à grand angle d'ouverture connu sous le nom d'éclairage de Abbe, se compose essentiellement d'un système de lentilles (trois lentilles), qui réunissent en un cône très-obtus les rayons réfléchis par le miroir : la première lentille est bi-convexe, la seconde concavo-convexe, la troisième qui regarde l'objet est hémisphérique.

« Pour être utile, le condensateur doit avoir un angle d'ouverture égal ou supérieur à celui de l'objectif dont on se sert (2). »

L'éclairage condensateur est diaphragmé et on lui

(1) L'objectif à immersion utilise les rayons que l'objectif à sec n'utilise pas, l'angle d'ouverture absolu restant le même.

(2) Fabre-Domergue, *Premiers principes de microscope*, page 15.

applique les diaphragmes à ouverture variable, appelés diaphragmes-iris (1).

En résumé, avec le condensateur, on a le moyen de projeter sur l'objet un cône lumineux très ouvert qui demanderait, pour être réalisé par le miroir, une surface de réflexion très concave et fort rapprochée de l'objet.

La définition du condensateur résulte de toutes les données que nous venons d'exposer : c'est un instrument destiné à concentrer la lumière et à la diriger.

MICROMÈTRES

Les micromètres sont des instruments destinés à mesurer la grandeur des objets examinés au microscope, et à apprécier le pouvoir grossissant des microscopes.

Méthodes micrométriques. — Ce sont des méthodes de comparaison :

1° Méthode ancienne de Robert Hooke ou de la double vision. — Est empruntée à la pratique des astronomes. Une grande habitude et une vision parfaite sont indispensables pour la pratiquer.

(1) Le diaphragme-iris est monté de façon à pouvoir être écarté de l'axe optique du condensateur afin d'obtenir un faisceau de lumière oblique. De plus, il est monté à rotation et il devient ainsi possible d'éclairer l'objet obliquement dans tous les sens.

Tout cet appareil est monté sur un système d'excentrique mû par une vis rapide spéciale.

On observe par un œil à travers l'oculaire, l'image amplifiée, en même temps que l'autre œil fixe une règle divisée en fractions de pouces et placée à la hauteur de l'objectif. Par un effort d'accommodation, on arrive à voir l'image de l'objet superposée à la règle qui porte les divisions. On compte le nombre de divisions que cette image occupe.

On conclut au grossissement apparent ou total du microscope, en comparant le chiffre donné par la mensuration préalable de l'objet dans sa grandeur réelle, avec le chiffre lu sur la règle placée à côté de l'objectif (1).

2° Méthode de Leeuwenhœck, 1684, ou des grains de sable. — « Ce savant comparait directement les objets observés et des grains de sable dont il déterminait approximativement le volume par le nombre de grains contenus dans une surface d'un pouce carré (2). »

3° Méthode des vis, ou micromètres de Martin, 1759, d'Adams, etc... — Nous en emprunterons la

(1) Nous verrons plus loin que ce procédé a été et est employé dans le dessin au microscope; mais il n'est pas assez exact pour servir de base à la mensuration des objets microscopiques et moins encore à la mesure du grossissement réel.

(2) Leeuwenhœck est arrivé ainsi à des approximations relativement précises, vu l'imperfection de son procédé de mensuration: ainsi il trouva que le volume du globule rouge du sang a 1/3000 de pouce, c'est-à-dire près de 1 centième de millimètre. L'erreur n'était que de quelques millièmes de millimètre, puisque le globule rouge mesure en moyenne 7 μ (3).

(3) Le μ vaut un millième de millimètre.

description à l'article de M. Hénocque dans le *Dictionnaire encyclopédique des Sciences médicales.*

Ce sont les premiers micromètres exacts qui ont été construits. Ils étaient appliqués sur l'oculaire : une aiguille pénétrant dans le tube du microscope, par conséquent permettant de fixer un point de l'image, est mise en mouvement intérieurement par une vis, dont les pas ont un écartement mesuré à l'avance ; un système particulier ou indicateur du nombre des tours de la vis, permet extérieurement de mesurer la course parcourue par l'aiguille, c'est-à-dire le nombre de tours de vis nécessaires pour que l'aiguille parcoure toute la longueur de l'objet examiné. C'est un vernier extérieur (1) qui mesure l'étendue du mouvement.

Plus tard, on a porté le micromètre à vis de l'oculaire à la platine.

Tous ces procédés complexes ont été abandonnés.

4° Micromètres en verre (2). — Ce sont des micromètres très simples, constitués par des disques ou des lames de verre qui portent à leur centre des divisions de la ligne (3) ou du millimètre représentées par des traits d'une délicatesse extrême.

(1) Vernier = Petit instrument de géométrie (ainsi appelé, du nom de son inventeur) au moyen duquel on peut mesurer avec la plus grande précision.

(2) C'est grâce au progrès de la gravure micrométrique, ou art de tracer sur le verre des divisions très fines et très rapprochées, que ces micromètres ont pu être inventés.

(3) Pied = Ancienne mesure de longueur d'environ 33 centimètres.

Pouce = douzième partie du pied
Ligne = douzième partie du pouce.

On les divise en :

A. — *Micromètres en verre, objectifs.* — C'est une plaque de verre, posée sur la platine, comme un objet microscopique (d'où son nom de micromètre objectif), dont on examine les divisions.

Le nombre de divisions, occupées par l'objet, un globule rouge par exemple, (un micromètre objectif étant employé comme plaque de verre porte-objet) exprimera la largeur du globule en millièmes de millimètre, si le millimètre a été divisé en mille parties (1).

B. — *Micromètres en verre, oculaires, ou oculaires micrométriques.* — C'est un disque de verre portant de fines divisions, un millimètre en dix parties par exemple.

Ce disque est placé entre la lentille oculaire et la lentille de champ.

En regardant par l'oculaire, on aperçoit donc les divisions du micromètre plus ou moins grossies suivant la puissance de la lentille de l'oculaire.

Nous verrons au chapitre suivant la façon de s'en servir.

(1) A la fin du XVIIIe siècle, Coventry avait pu diviser le pouce en intervalles correspondant à 1/400 de millimètre. Robert a pu arriver à porter les divisions à un deux millième de millimètre.

Le micromètre présentant la division du millimètre en mille parties, coûte environ 30 francs, et celui offrant le centième du mm. ne coûte qu'environ 10 francs.

CHAMBRE CLAIRE

ou Camera Lucida

C'est un appareil employé par les dessinateurs et appliqué au microscope.

La chambre claire a pour but de permettre de voir en même temps la préparation et un plan situé à

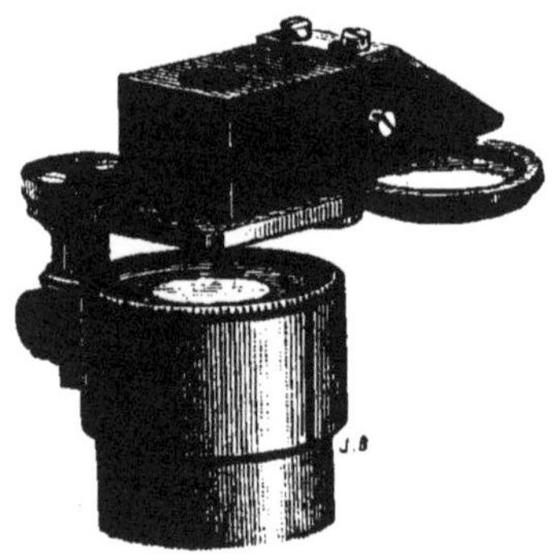

Fig. 14.

côté du microscope, de façon que l'image vienne se placer sur ce plan et qu'on puisse en suivre les contours à l'aide d'une pointe de crayon, c'est-à-dire exécuter le calque de l'image.

Procédés employés :

1° PROCÉDÉ DE SŒMMERING. — En 1823, ce savant employait un petit miroir placé au-dessus de l'oculaire et renvoyant à l'œil de l'observateur l'image du

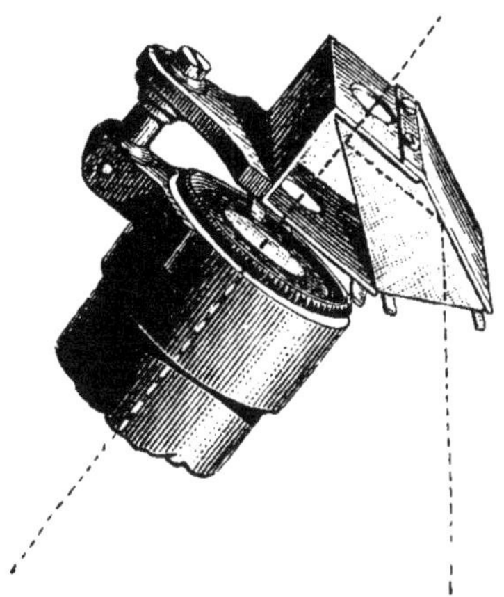

FIG. 15. — CHAMBRE CLAIRE.

microscope et l'image d'un plan de papier placé au voisinage.

2° PROCÉDÉ DE WOLLASTON. — C'est Wollaston qui a réellement inventé la chambre claire, en utilisant le prisme. C'est un prisme à quatre faces, dont l'un des angles est droit, celui diamétralement opposé mesure 135° et les deux autres chacun 67° 5.

3° PROCÉDÉ DE WOLLASTON MODIFIÉ PAR NACHET. — C'est un prisme à peu près rhomboïdal, enchâssé dans une armature mobile sur un collier qui s'adapte facilement au-dessus de l'oculaire. La section de ce prisme est un parallélogramme.

Sur la petite face *G. H.* est collé un petit cylindre de verre dont la base inférieure est horizontale comme la face *E. G.*, de sorte que les rayons qui émergent du microscope traversent le prisme sans déviation *(fig. 16)*.

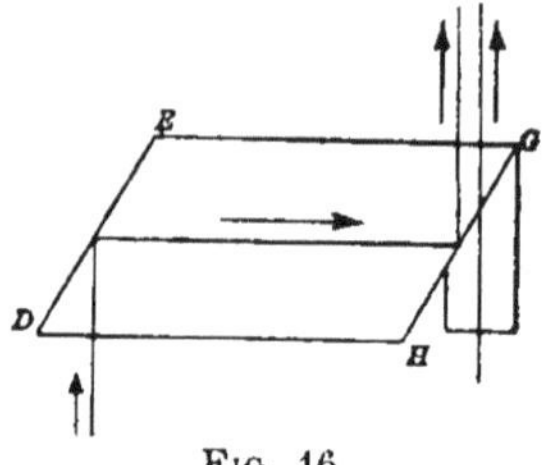

Fig. 16.

Les rayons, venant du papier placé à côté du microscope, rencontrent la face *D H*, éprouvent sur les faces *D E*, *G H* deux réflexions totales qui les renvoient dans l'œil de l'observateur, suivant une direction parallèle à celle des rayons fournis par le microscope.

DE QUELQUES VARIÉTÉS DE MICROSCOPES

1° Microscope horizontal. — Quand on veut changer la direction des rayons lumineux qui traversent le microscope, il suffit de placer entre l'objectif et l'oculaire un prisme à réflexion totale *(fig. 17)*.

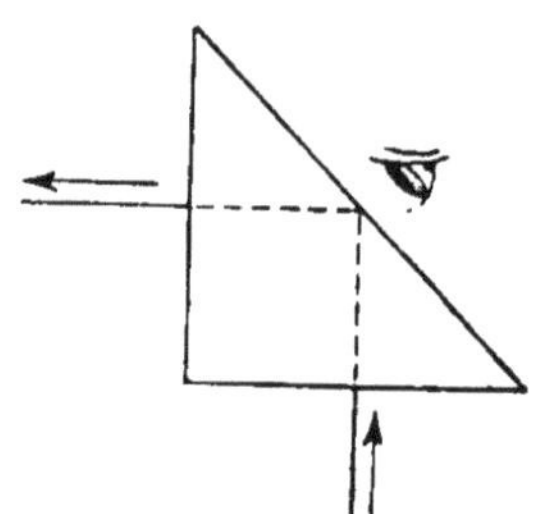
Fig. 17.

2° Microscope redresseur :

A. — *Redresseur à l'aide du prisme.* — Nous avons vu que le microscope composé ordinaire donne une image renversée. — De là, une difficulté pour disséquer sur le porte-objet : la pointe du scalpel paraît se déplacer en sens contraire du mouvement réel qu'on lui imprime. Pour obtenir le redressement des images, on place entre l'œil et l'oculaire, deux prismes à réflexion totale, en les disposant l'un au-dessus de l'autre, de manière que leurs sections perpendiculaires soient situées dans deux plans verticaux faisant entre eux un angle de 90° (1).

B. — *Redresseur à l'aide d'un second objectif, ou pancratique.* — Un premier objectif donne une image réelle, renversée.

— Un second objectif reprend cette image réelle et en donne une nouvelle image réelle renversée. (L'image est donc revenue à la position de l'objet ; elle est redressée).

C'est à cette seconde image réelle que l'oculaire substituera une image virtuelle.

3° MICROSCOPE BINOCULAIRE OU STÉRÉOSCOPIQUE. — Divers procédés ont été employés :

A. — *Procédé des trois prismes.* — On se sert de trois prismes équilatéraux.

Le prisme inférieur dédouble le faisceau lumineux et détermine l'entrecroisement des deux pinceaux partiels : ce qui empêche l'effet stéréoscopique de se transformer en vue pseudoscopique.

Les deux prismes supérieurs s'emparent des pin-

(1) Nachet combine les deux prismes en un seul prisme triangulaire à bases obliques, qui produit le même effet.

ceaux qui émergent du prisme inférieur pour leur donner une direction appropriée à la position des yeux de l'observateur (1).

B. — *Procédé de Nachet ou des deux prismes.* — On peut transformer un microscope monoculaire en microscope binoculaire.

A l'aide d'un premier prisme à réflexion totale, on s'empare de la moitié du faisceau lumineux qui émerge de l'objectif. Ce premier prisme renvoie ce faisceau horizontalement sur un second prisme. Ce second prisme à réflexion totale, disposé en sens inverse du premier, renvoie le faisceau sur l'oculaire.

L'autre moitié du faisceau lumineux se dirige directement vers l'oculaire (2).

PHOTOGRAPHIE APPLIQUÉE A LA REPRODUCTION DES OBJETS MICROSCOPIQUES

On enlève l'oculaire et on le remplace par un châssis dans lequel se meut la plaque sensible. La dis-

(1) Un mécanisme spécial permet de régler la distance mutuelle des prismes supérieurs, afin de la mettre en harmonie avec l'écartement des yeux pour chaque individu.

(2) Il y a encore d'autres variétés de microscopes, adaptés au mode d'études auxquelles ils sont destinés : minéralogie ou étude des combinaisons non organiques des éléments, telles qu'elles existent dans la nature, leurs caractères extérieurs, leur forme, etc., pétrographie ou étude des minéraux, la chimie, etc.....

tance de l'objet à l'objectif ou distance frontale doit être telle que l'image réelle fournie par l'instrument se peigne exactement au lieu occupé par la plaque photographique.

De plus, il faut éclairer l'objet beaucoup plus fortement que lorsqu'on observe directement l'image. On se sert d'un éclairage Abbe et d'un appareil particulier qui concentre la lumière sur le miroir.

CHAPITRE IV

GROSSISSEMENT

Est la détermination du pouvoir amplifiant du microscope. (Hénocque, *Dict. de M.*, p. 578).

Divers procédés ont été employés.

1° Procédé de la double vision. — Pas de garanties suffisantes.

2° Procédé d'Amici (1821). — Emploi du micromètre objectif et de la chambre claire.

Placer sur la platine un micromètre objectif divisé en centièmes de mm. par exemple. On l'examine à la façon d'une préparation et l'on reporte, à l'aide de la chambre claire, sur une feuille de papier placée à côté, à la distance de la vision distincte, 22 à 25 cent., suivant la vue de l'observateur, les divisions de ce micromètre.

On retrace donc sur le papier les intervalles amplifiés qui séparent les divisions micrométriques.

En mesurant avec un millimètre l'écartement des divisions, on a la mesure du grossissement du microscope.

Nota. — Robin et Nachet ont montré que ce grossissement n'est qu'apparent et qu'il est très supérieur au grossissement réel. On estime en théorie que « l'image est reportée à la distance de la vision distincte ; mais il n'en est pas ainsi et l'image est instinctivement reportée à une distance moindre, soit environ 13 à 14 centimètres, de sorte que les calculs établis par ce procédé représentent des grossissements *supérieurs* des trois quarts de l'amplification réelle. »

3° PROCÉDÉ DE ROBIN. — Emploi du micromètre objectif divisé en 100mes de millimètre et d'un micromètre oculaire construit de façon que la plaque micrométrique est divisée en 10mes de millimètre. C'est certainement le procédé le plus exact.

La lentille frontale grossit 10 fois et par conséquent montre les divisions micrométriques de la grandeur d'un millimètre.

Regardant par un tel oculaire le micromètre objectif, on voit, suivant les objectifs employés, qu'un certain nombre de centièmes de millimètre du micromètre objectif correspond exactement à plusieurs divisions de l'oculaire micrométrique.

Exemple : Supposons que l'image grossie d'un centième de mm. se superpose à 4 divisions du micromètre oculaire, on conclut que 1/100 de mm. est vu dans la grandeur de 4 mm., donc l'appareil tout entier grossit 400 fois dans les conditions données de la distance de l'objectif à l'oculaire, et des lentilles employées.

Dans la pratique, on modifie le procédé en employant seulement la partie centrale du micromètre oculaire.

On cherche combien 50 divisions de 1 dixième de millimètre recouvrent de centièmes de mm. sur le micromètre objectif.

Si 50 dixièmes de mm. sur l'oculaire correspondent à l'image de 12 divisions du micromètre objectif on conclut:

12 centièmes de mill. sont vus par l'oculaire dans la grandeur de 50 mm.

$$\text{Grossissement} = 50 : \frac{12}{100} \text{ ou } \frac{50 \times 100}{12} = \frac{5000}{12} = 416$$

En d'autres termes, on obtient le grossissement en divisant 5000 par le nombre des divisions micrométriques objectives auxquelles se superposent les 50 divisions micrométriques oculaires.

4° Procédé de la distance focale de chacune des lentilles employées. — C'est un procédé peu pratique parce qu'il est difficile de mesurer la distance focale d'un objectif très puissant.

Nous citerons cependant la formule suivante :

Formule de Verdet :

$$\text{Grossissement total du microscope} = \text{Grossissement de l'objectif déterminé à l'avance} \left(1 + \frac{\text{distance de la vision distincte}}{\text{distance focale principale de l'oculaire}} \right)$$

Cette formule donne le grossissement, mais non la puissance.

Pour avoir la puissance du microscope :

Diviser le grossissement par la distance de la vision distincte.

QUALITÉS D'UN OBJECTIF

L'objectif étant la partie fondamentale du microscope, étudions quelles sont les qualités d'un bon objectif.

Ce sont : la *pénétration,* la *définition* et la *résolution.*

Pénétration ou pouvoir résolvant. — « C'est la propriété que possède l'objectif de montrer nettement les plans superposés d'un objet.

« Qualité pour les objectifs faibles, c'est un défaut pour les objectifs forts ». (En effet, dans le microscope, la sensation de relief n'existe pas et l'on ne peut discerner l'ordre de position des plans).

« Un objectif fort doit donner mathématiquement l'image nette d'un seul plan de l'objet et c'est en faisant mouvoir la vis micrométrique en haut ou en bas, qu'on examine et qu'on apprécie ainsi le relief ».

Définition ou pouvoir délimitant. — « Qualité qu'a l'objectif de montrer nettement les contours des objets ». Le pouvoir délimitant est en rapport direct avec la correction des aberrations de sphéricité et de réfrangibilité.

Séparation. — « Qualité par laquelle l'objectif sépare et distingue les éléments très rapprochés ».

Ces deux dernières qualités sont essentielles et

c'est leur présence ou leur absence qui fait qu'un objectif est bon ou mauvais.

TEST-OBJETS OU PRÉPARATION D'ÉPREUVES. — On apprécie la puissance d'un microscope et les qualités optiques qu'il remplit en examinant des préparations microscopiques qui offrent des détails de structure d'une délicatesse incomparable et qu'on ne peut apercevoir qu'avec un excellent microscope.

Ces préparations sont connues sous le nom de Test-objets.

Leewenhœck, le premier, « observa sur la poussière des ailes du papillon du ver à soie des stries parallèles visibles seulement à un gros grossissement; trouvant chez les autres papillons des stries plus ou moins fines, il montra qu'on pourrait établir une série de préparations dans lesquelles les stries seraient de plus en plus fines et difficiles à apercevoir, par conséquent pouvant servir à éprouver la puissance des microscopes. » *Dict.* Dechambre, page 579.

CHAPITRE V

SOINS A DONNER AU MICROSCOPE

Le microscope doit être manié avec grand soin et beaucoup de précautions.

Les commençants doivent s'habituer de bonne heure à avoir toujours la main sur la vis micrométrique.

Ils sauront ainsi voir rapidement une préparation sous ses différents aspects.

Le microscope doit être tenu à l'abri de la poussière. Lorsqu'on s'en sert fréquemment, on le pose sur une plaque de verre. On l'enferme dans une cloche en verre. On entoure le bas de la cloche d'un petit ruban d'ouate pour bien le mettre à l'abri des poussières. On recouvre le tout d'une toile pour le mettre à l'abri des rayons solaires.

Sous la cloche, on place quelques petits fragments de carbonate de chaux pour éviter l'humidité.

Les deux tubes qui forment le corps du microscope s'encrassent facilement : pour les nettoyer, il faut les frotter avec un morceau de papier de soie.

Le nettoyage des lentilles et du miroir se fait « soit à l'aide d'une peau douce, comme la peau de chamois (Stöhr), soit à l'aide d'une petite compresse de toile, imbibée de quelques gouttes d'alcool pur, quand il s'agit surtout d'enlever du baume. Ce dernier procédé est très délicat :

Il ne faut pas que l'alcool pénètre dans la sertissure des lentilles et dissolve le baume de Canada qui sert de ciment.

On essuie rapidement avec la compresse humectée la tache qui salit la lentille, et on la sèche ensuite soigneusement.

Les vis du microscope seront nettoyées au pétrole.

CHAPITRE VI

MATÉRIEL NÉCESSAIRE POUR FAIRE DE L'HISTOLOGIE

Un microscope.

Les fabricants de microscopes sont nombreux :

Chevalier.
Hartnack, de Postdam.
Leitz, de Wetzlar.
Nachet, de Paris.
Seibert, de Wetzlar.
Verryck.
Zeiss, d'Iéna.

Tous les microscopes ont leurs qualités. L'important est de savoir s'en servir.

Ce qui doit décider la marque lors de l'achat du microscope, c'est l'emploi qu'on en veut faire. Tandis que l'un convient à l'étudiant, au praticien, l'autre convient à l'homme de laboratoire, pratiquant des recherches délicates.

Le mieux, avant de faire l'achat d'un microscope,

est de s'en être déjà servi — d'en avoir le maniement.

Aussi conseillons-nous aux débutants de louer d'abord un microscope et de n'en acheter qu'après bonne connaissance de l'instrument.

3 *objectifs :* faible, moyen, fort.

Cloche rodée sur plateau (cloche du microscope).

1 *rasoir.*

Un bon rasoir dont un côté doit être plan, est indispensable. Il doit toujours avoir le tranchant bien affilé.

Il faut le passer légèrement sur le cuir toutes les fois qu'on s'en sert.

« L'aiguisage proprement dit ne doit être confié qu'au fabricant. »

Cuir à rasoir.

1 *microtome* à main, de Ranvier.

Pierre à repasser de bonne qualité.

1 *scalpel* bien aiguisé.

2 *paires de ciseaux :* Une paire droits, fins ; une paire recourbés mousses.

1 *pince à mors plats.*

2 *paires d'aiguilles* fixées sur manche de bois, bien pointues.

Lames porte-objet : Doivent être débarrassées de toute impureté.

Lamelles couvre-objet de différentes formes.

1 *cristallisoir* moyen et 3 petits cristallisoirs.

6 *flacons* à large goulot de 40 gr.

6 — — de 30 gr.

3 — — de 10 gr.

1 *plaque de liège.*

Épingles fortes et *petites épingles.*

Etiquettes de toutes dimensions et gommées

1 *pipette* graduée.

12 *verres* de montre.

Quelques baguettes de verre à pointe effilée.

1 *petit entonnoir* en verre.

1 *éprouvette* en verre graduée, 100 à 150 c.c.

Quelques feuilles de *papier à filtre.*

1 *assiette* profonde.

1 *échelle* pour mettre sécher les préparations avec plateau rodé et couvercle.

Des chiffons de vieille toile.

1 *essuie-main.*

Des bouteilles pour les réactifs.

Quelques paquets de *moelle de sureau.*

1 *seau* pour les déchets.

TABLE DES MATIÈRES

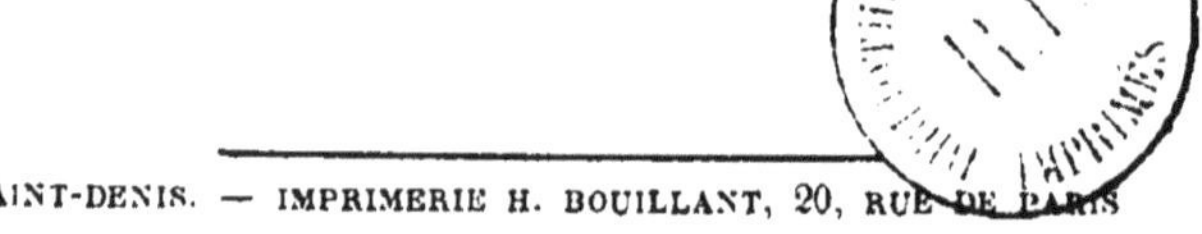

SAINT-DENIS. — IMPRIMERIE H. BOUILLANT, 20, RUE DE PARIS

FABRIQUE

D'INSTRUMENTS

DE PRÉCISION

POUR LES SCIENCES

NACHET & Fils

17, RUE SAINT-SÉVERIN, 17

A PARIS

INSTRUMENTS & MATÉRIEL

DE MICROGRAPHIE

Composition d'un des Microscopes Nachet les plus employés pour les études délicates aves les objectifs forts

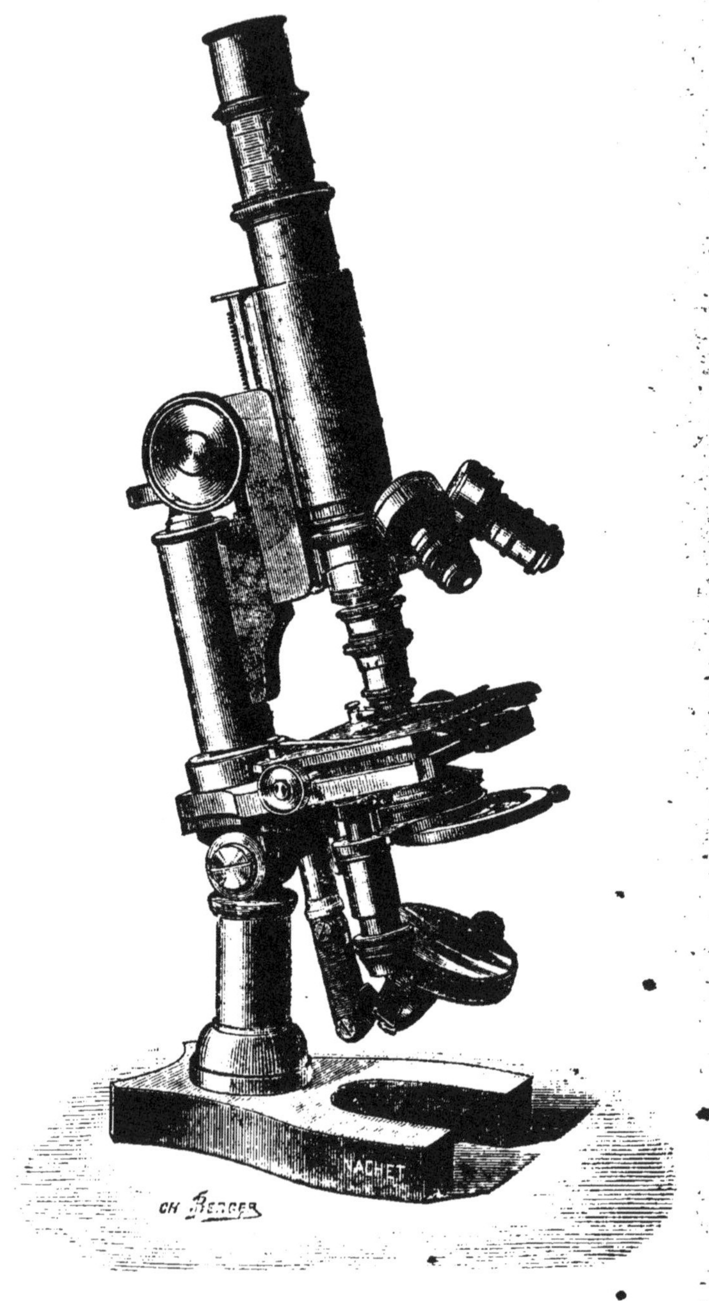

Moyen modèle N° **4** avec platine mobile. Hauteur : 38 cent.

MOYEN MODÈLE AVEC PLATINE MOBILE

(Voir figure ci-contre)

Très solidement construit, monté sur une forte colonne à charnière donnant une fixité absolue dans toutes les positions d'inclinaison. Mouvement rapide par crémaillère, mouvement lent de nouvelle construction, vis à pointe d'acier et bouton divisé donnant le 1/300 de milli ; éclairage condensateur de Abbe, à grand angle avec nouveau mécanisme à excentrique permettant d'enlever instantanément l'éclairage et de le remplacer par des diaphragmes, comme dans les modèles supérieurs. Il est pourvu du diaphragme-iris excentrable pour les effets de lumière oblique.

Double miroir plan et concave monté sur articulation. Tube oculaire à tirage avec division. Revolver porte-objectifs.

La platine porte un chariot mobile indispensable pour les travaux de micrographie fine. Ce chariot est mû par les deux boutons situés à droite et à gauche permettant, par leur action simultanée, de faire déplacer la préparation dans tous les sens; cette platine porte deux divisions donnant les ordonnées de déplacement pour retrouver un point quelconque de l'objet examiné.

Cette monture avec éclairage condensateur, sans objectifs ni oculaires, dans sa boite de forme armoire en acajou verni. Prix : **310** francs.

Cette monture, avec objectifs 2, 3, 5, 7 et 9 homogène; 2 oculaires (grossissements de 15 à 1250 diamètres), en boîte. Prix : **340** francs.

PRIX DES OBJECTIFS LES PLUS USITÉS

DANS LA SÉRIE DU CATALOGUE

N° 2	30 à 60 fois	**20** fr.
N° 3	40 à 140 fois	**20** fr.
N° 5	180 à 350 fois	**30** fr.
N° 7	390 à 780 fois	**49** fr.
N° 9	imm. homogène 450 à 1250	**125** fr.

Nouveau microscope simplifié. A crémaillère, tube oculaire à tirage, revolver à deux objectifs n°s 3 et 6, oculaire n° 2 donnant une série de grossissements de 30 à 400 diamètres, boîte acajou forme armoire. **155** fr.

La crémaillère du mouvement rapide et la vis de rappel, d'une exécution très soignée, sont à l'abri de toute détérioration, le fini de toutes les pièces est de premier ordre, le revolver est nickelé poli, le pied en fonte laquée noire, les autres détails de construction sont vernis comme dans les instruments supérieurs. C'est un microscope aussi élégant que solide qui a été adopté par la plupart des laboratoires des Facultés de France.

Le même **Microscope** construit avec axe d'inclinaison .... **170** fr.

Le même **Microscope** avec appareil d'éclairage condensateur à grand angle monté sur arbre à glissement excentrique .... **205** fr.

Chambre claire pour dessiner les objets contenus dans le champ du microscope placé verticalement... **30** fr.

Oculaire à micromètre servant à mesurer le diamètre des objets microscopiques........ **16** fr.

Le verre de l'œil est monté sur tube à glissement permettant de mettre exactement au foyer les divisions du micromètre, suivant la vue de l'observateur.

Micromètre objectif. Le millim. en 100 parties **10** fr.

Éclairage à fond noir. Pour obtenir l'éclairage brillant des fonds transparents sur le champ noir. Ne peut s'employer qu'avec les objectifs faibles dont l'angle d'ouverture est inférieur à celui de l'éclairage. **15** fr.

Appareil de polarisation avec cercle divisé. **60** fr.

Goniomètre pour mesurer les angles des cristaux microscopiques, cercle divisé et prisme biréfringent. **35** fr.

A LA MÊME SOCIÉTÉ D'ÉDITIONS

SAINT-DENIS. — IMPRIMERIE H. BOUILLANT, 20, RUE DE PARIS.

www.ingramcontent.com/pod-product-compliance
Ingram Content Group UK Ltd.
Pitfield, Milton Keynes, MK11 3LW, UK
UKHW020425180726
13839UKWH00003B/1382